AF465053

L'ANTICHAMBRE

D'UN MÉDECIN,

SCÈNES ÉPISODIQUES, MÊLÉES DE COUPLETS,

PAR Mrs. MÉNISSIER, ERNEST ET St.-ANGE MARTIN;

REPRÉSENTÉES POUR LA PREMIÈRE FOIS, A PARIS, SUR LE THÉATRE DU GYMNASE DRAMATIQUE, LE 12 JUIN 1823.

PRIX : 1 FR. 50 C.

PARIS,
CHEZ QUOY, LIBRAIRE,
ÉDITEUR DE PIÈCES DE THÉATRE,
Boulevard Saint-Martin, N°. 18.

1823.

PERSONNAGES.	ACTEURS.
VICTORIN, secrétaire du docteur. . . .	M. *Belfort.*
PHILIPPE, domestique du docteur. . .	M. *Grainville.*
DUQUARTIER, malade.	M. *Armand.*
DUBOCAL, pharmacien. / LAVRILLE, ébéniste.	M. *Émile.*
ROCQUEFORT, ancien épicier. / FORTUNÉ, employé. / BLAISE, paysan. . . .	M. *Numa.*
MATHURINE, mère de Blaise.	Mme. *Belcourt.*

La scène se passe à Paris.

AVIS.

IMPRIMERIE DE NOUZOU.

L'ANTICHAMBRE
D'UN MÉDECIN,
SCÈNES ÉPISODIQUES, MÊLÉES DE COUPLETS.

Le Théâtre représente une antichambre.

SCÈNE PREMIÈRE.

PHILIPPE, *seul, il déjeûne et lit le journal.*

Allons, encore un pacha étranglé... c'est le dixième depuis quinze jours... voyons les spectacles. Gymnase dramatique... la première représentation de *l'Antichambre d'un Médecin*... ah! parbleu, ça doit faire une fière pièce, si ça représente ce qui se passe ici... à propos d'antichambre... j'ai mis la mienne en ordre... des chaises pour les hupés, des tabourets pour les bourgeois, et des bancs pour les vestes, les sabots et les bonnets ronds. Mais, j'entends du bruit... eh! c'est M. Duquartier, le pilier de notre antichambre... ce rentier qui a attrapé les fièvres, en allant se chauffer au soleil, il y a trois ans, au mois d'avril.

SCÈNE II.

PHILIPPE, DUQUARTIER.

DUQUARTIER, *passant la tête à la porte.*

Bonjour, Philippe, il y a-t-il du monde aujourd'hui avant moi?

PHILIPPE.

Vous êtes le premier arrivé.

DUQUARTIER, *entrant.*

Ah!.. dieu soit loué... je pourrai donc enfin voir le docteur; il y a assez longtemps que j'y mets de la complaisance, j'espère... depuis trois mois que je n'ai pu encore parvenir...

PHILIPPE.

C'est votre faute aussi... vous êtes toujours endormi quand c'est à votre tour... que diable, notre temps est précieux.

DUQUARTIER.

Parbleu, ça ne te couterait pas beaucoup de me tirer par l'oreille... à propos, et la médecine, comment va-t-elle ?

PHILIPPE.

Pas trop mal... surtout depuis que nous avons fait établir notre escalier dérobé.

DUQUARTIER.

Ah! vous avez un escalier dérobé? comme *au mont-de-piété*, et dans *les bureaux de loterie*.

PHILIPPE.

C'est de rigueur chez un médecin.

DUQUARTIER.

Et puis d'ailleurs je vois ce que c'est.

Air : *C'est la petite Thérèse.*

Jalouse de son empire,
La beauté par un malheur,
Ne veut pas qu'on puisse dire
Qu'elle a perdu sa fraîcheur.
Et craignant qu'on ne la drape,
Las! quand elle a succombé,
Elle vient chez Esculape
Par l'escalier dérobé. (*bis*).

Ah! ça, mais vous ne vous retirez pas seulement sur votre escalier ?

PHILIPPE.

Oh! non, nous avons encore les changemens de saison, les dîners en ville, les bals, etc... vous comprenez.

DUQUARTIER.

Les bals!.. ce n'est pas ça qui m'a donné les fièvres!

PHILIPPE.

Tranquillisez-vous, d'après notre système, je vois que nous vous enlèverons ça, comme avec la main.

DUQUARTIER.

Est-ce que je ne pourrais pas entrer chez le docteur ?

PHILIPPE.

Pas encore... il consulte avec un confrère, sur les effets du sommeil... mais voici son secrétaire.

SCÈNE III.

Les Précédens, VICTORIN, *des papiers à la main.*

VICTORIN.

Bonjour, Philippe. (*à Duquartier*). Déjà levé, M. Duquartier ?

DUQUARTIER

Je voulais prendre le docteur au saut du lit.

VICTORIN, *baillant.*

Ah ! mon dieu !

PHILIPPE.

Est-ce que vous avez encore envie de dormir ?

VICTORIN.

Je le crois bien, je viens seulement de sortir de table... un déjeûner dinatoire, commencé à deux heures et qui a duré toute la nuit.

DUQUARTIER.

Comment, vous ne vous êtes pas couché ?

VICTORIN.

Non... le docteur prétend que dans notre état on doit travailler jour et nuit. (*à Philippe*). Est-il de retour du bal de la comtesse ?

PHILIPPE.

Oui, mais il s'est trouvé légèrement indisposé. (*bas*). Il dort. (*haut*). Cependant il ne tardera pas à consulter.

VICTORIN.

As-tu vu aujourd'hui notre voisin ?

PHILIPPE.

M. Séné, l'apothicaire qui sollicite si vivement la protection de notre docteur.

VICTORIN.

Oui, cet original qui me refuse la main de ma chère Estelle, sa fille, malgré les offres de mon père.

PHILIPPE.

Il prétend que vous êtes trop jeune.

VICTORIN.

Trop jeune ! trop jeune !.. voilà comme ils sont tous... comme s'il fallait absolument porter perruque pour avoir du talent .. s'il persiste dans son refus, c'est un parti pris, j'enlève Estelle... il peut y compter.

DUQUARTIER.

Diable !.. il y a seulement trente-sept ans que j'aurais été capable... quand je me rappelle ma première passion, ça me fait un effet...

PHILIPPE.

Ne vous échauffez donc pas comme ça, votre accès va vous reprendre...

DUQUARTIER.

Oh !.. j'ai jusqu'à midi un quart.

VICTORIN.

Mais j'entends du bruit.

SCÈNE IV.

Les Mêmes, ROCQUEFORT.

ROCQUEFORT, *à la cantonnade.*

Jean, tu peux reconduire ma jument.

VICTORIN.

Ah ! ah ! il paraît que nous aurons du monde aujourd'hui.

ROQUEFORT, *de même.*

Tu diras à ma femme que je n'ai pas reçu l'averse de ce matin.

DUQUARTIER.

Eh ! mais, je ne me trompe pas... c'est mon propriétaire et ami.

ROCQUEFORT.

Le papa Duquartier chez le Docteur ! est-ce que vous êtes malade ?

DUQUARTIER.

Un peu, j'ai les fièvres, mon ami... mais je vais vous présenter.

ROCQUEFORT.

Je ne souffrirai pas...

DUQUARTIER.

Par exemple !.. oh ! je n'ai pas oublié la grâce toute particulière avec laquelle vous me fîtes arranger votre cinquième ; quant à ma catastrophe, je fus obligé de quitter votre entresol.

ROCQUEFORT.

Eh ! bien, oui, mais il y a terme à tout.

DUQUARTIER.

Non, non... (*A Victorin*). Jeune homme, vous voyez M. Rocquefort, le plus gros épicier de son temps, qui a laissé dans son arrondissement un nom fameux; nous l'avions surnommé l'épicier sans reproche et sans tache... c'est chez lui qu'on trouvait la chandelle la plus blanche, et sans contredit, le beurre salé le plus frais.

ROCQUEFORT.

La probité a toujours été ma loi, d'abord.

Air : *J'ai vu partout dans mes voyages.*

Toujours avec poids et mesure,
J'ai su débiter jusqu'au bout;
J'avais pour règle la plus sûre,
Qu'il faut être juste avant tout.
Je n'avais pas deux consciences,
On m'appelait dans vingt quartiers,
Lorsque je prenais mes balances, } *bis.*
L'Aristide des épiciers.

VICTORIN.

Monsieur est malade?

ROCQUEFORT.

Malade... à un point que je ne puis vous dire... et cependant sans être précisément...

DUQUARTIER.

Je ne conçois pas.

ROCQUEFORT.

Je sais parbleu bien que ça demande des explications. Vous savez, mon cher, qu'il y a dix ans, après avoir rassemblé mes capitaux et m'être fait mes dix bonnes mille livres de rentes, je me suis retiré dans le beau quartier, rue de Turenne, au Marais; depuis ce temps, je vis comme un prince, je suis marguillier, je suis même devenu électeur d'arrondissement.

DUQUARTIER.

Electeur!.. ah! parbleu, je vous recommanderai pour l'année prochaine un de mes cousins... nous irons dîner chez lui... mais je vous demande pardon de vous avoir interrompu.

ROCQUEFORT.

Je m'étais fait un petit régime; c'est même pour cela que j'ai acheté ma petite jument pie, avec laquelle je vais me promener sur les boulevards, quand il fait beau, et sous les arcades de la Place Royale, quand il pleut.

VICTORIN, *riant.*

Comment, sous les arcades...

ROCQUEFORT.

Oui, oui, j'ai l'autorisation du maire du 8e. pour ma santé. Oh! je suis monté... j'ai même des éperons, tenez.

VICTORIN.

Diable!.. mais alors avec un pareil régime, qu'elle est donc la nature de votre maladie?

ROCQUEFORT.

Je vais vous l'expliquer... figurez-vous que tous les matins, à peine ai-je les yeux ouverts, que je sens dans cette région-là, (*montrant son estomac*), depuis là, jusque là, des tiraillemens, si forts quelquefois, que je suis obligé de sauter en bas de mon lit, de courir au buffet, d'y prendre la première chose venue, une cuisse de poulet, un morceau de pâté... un rien... je mange, je mange bien, et puis... ça se calme.

DUQUARTIER.

Voilà qui est singulier.

ROCQUEFORT.

Au bout de deux heures, croiriez-vous que ça recommence... bref, j'ai de ces attaques-là quatre fois par jour; et à la dernière, qui me saisit ordinairement vers dix heures du soir, le mal change de plan; il se porte vers la tête; j'éprouve des pesanteurs, les yeux me font mal; j'ai des mouvemens forcés dans la mâchoire... je suis obligé de me mettre au lit... à peine ai-je la tête sur l'oreiller, que je perds connaissance, et en voilà jusqu'à huit heures du matin...

VICTORIN.

Comment, vous perdez tout-à-fait connaissance.

ROCQUEFORT.

Oh! mais au point, qu'on tirerait le canon au pied de mon lit, que je n'entendrais rien.

VICTORIN.

Mais cela devient inquiétant.

ROCQUEFORT.

Il est onze heures, je suis sûr qu'avant dix minutes, ça va me reprendre; il faut absolument que je voie le docteur.

PHILIPPE.

C'est au tour de M. Duquartier.

ROCQUEFORT.

Ah! je suis bien sûr que pour ne pas me voir tomber là, il voudra bien... d'ailleurs, la reconnaissance... l'entresol...

DUQUARTIER.

Comment donc, mais de tout mon cœur. (*à part*). Que le diable l'emporte.

ROCQUEFORT.

Air : *Du pauvre diable.*

Chez le docteur j'entre sans discourir,
On dit qu'il n'est rien qu'il ignore;
J'espère alors qu'il saura me guérir
Du mal affreux qui me dévore. (*bis*).
De ma santé l'état plus que fâcheux,
Je l'avouerai, m'inquiète et m'ennuie,
Vous, mon voisin, que vous êtes heureux,
Vous connaissez votre maladie. (*bis*).

TOUS.

Chez le docteur il va sans discourir, etc.

SCÈNE V.

VICTORIN, PHILIPPE, DUQUARTIER.

DUQUARTIER.

Mon propriétaire, avec sa politesse, sa reconnaissance et son entresol... encore si ça dispensait de payer son loyer.

PHILIPPE.

Allons, allons, il ne sera pas longtemps.

SCÈNE VI.

Les Mêmes, DUBOCAL, *le front découvert, les cheveux poudrés, habit noir, besicles en or.*

DUBOCAL.

C'est bien cela... me voilà dans l'antichambre.

VICTORIN.

Quel est ce monsieur?

DUQUARTIER.

Habit noir, besicles en or... c'est quelque célèbre avocat.

DUBOCAL, *saluant.*

Vous voyez en moi Dubocal, pharmacien brévеté... il faut que je parle de suite au docteur.

VICTORIN.

Monsieur, c'est que...

DUBOCAL.

Il est occupé ? il ne faut pas le déranger dans ses graves occupations... c'est comme moi, quand je suis dans mon laboratoire, je n'y suis pour personne, et pourquoi cela, parce que je pense continuellement au bien général.

DUQUARTIER.

Dubocal !... Dubocal ! attendez donc, n'êtes-vous pas ce fameux apothicaire?..

DUBOCAL.

Je croyais vous avoir dit, monsieur, que j'étais pharmacien.

DUQUARTIER.

Ah ! c'est juste, ce n'est par la même chose, je vous demande bien pardon... Dubocal ?.. n'est-ce pas vous qui avez inventé la poudre...

DUBOCAL.

Dentifrice !.. oui, monsieur... inventer ! inventer, voilà tout mon bonheur... j'ai l'esprit plus subtil que mes alambics, la tête plus chaude que mes fourneaux, et c'est encore une nouvelle invention qui m'amène chez le docteur.

DUQUARTIER.

Au fait, il y a du génie dans cette tête-là.

DUBOCAL.

Figurez-vous que j'ai imaginé un établissement unique dans son genre, qui doit ouvrir d'ici à peu de jours, sous le titre de *Café Pharmaco-médical*.

DUQUARTIER.

Médical !.. ah ! c'est mon affaire.

DUBOCAL.

On y trouvera, à toute heure, les décoctions les plus salutaires... bourrache, vervène, mélilot, quatre-fleurs, chiendent, mauve, guimauve, bouillon-blanc, etc., etc. Pour le mettre plus à la portée des deux sexes, j'ai loué un local dans le quartier le plus brillant, au Palais-Royal, je ne regarde pas à la dépense, j'ai des actionnaires.

Air : *Ainsi jadis un grand prophète*,

Non jamais une basse avarice
N'a guidé jusqu'ici mes projets ;
Et je dois penser avec justice
Que j'obtiendrai le plus grand succès.
Dans cette occasion opportune,
Si je veux assurer la santé,
Et si je veux faire ma fortune,
C'est par amour pour l'humanité. (*bis*).

DUQUARTIER.

Eh ! il n'y a pas de doute.

DUBOCAL.

J'allie le luxe à la commodité : *utile dulci.*

DUQUARTIER.

Hein ?

DUBOCAL.

Utile dulci... c'est du latin... les comptoirs, les tables, les tabourets, tout est en acajou. Quant aux glaces, je ne les ai point épargnées, j'éclaire avec le gaz hydrogène.,. j'offre à mes habitués, des billards, des damiers, des dominos, des jeux de cartes, la gazette de santé, le journal de médecine, celui de pharmacie, les petites affiches, même pour ceux qui aiment à s'occuper des affaires ; j'ai de plus, un poële magnifique, pour ceux qui trouvent plus économique de se chauffer gratis *pro deo*.

DUQUARTIER.

Gratis... il faut que je lui demande son adresse.

DUBOCAL.

Air : *D'Angélique et Melcourt.*

Pour l'ambitieux, mes journaux
Remplaceront les narcotiques ;
Je réserve mes dominos
Aux caméléons politiques;
Les échecs à nos courtisans,
Et dans mon humeur financière,
Pour attirer les jeunes gens,
J'aurai la limonadière. (*bis*).

DUQUARTIER.

Bravo... bien vu... comme celle du café du Bosquet... un soir que j'étais en goguette, j'ai risqué auprès d'elle la bavaroise à l'eau.

DUBOCAL.

Ah ! quel tableau, je crois y être déjà ; ici, deux honnêtes époux jouent au mariage une tasse de patience... là, deux jeunes étudians risquent aux dames une bouteille de graine de lin ; à droite, une grosse parvenue prend son lait d'ânesse ; à gauche, un journaliste boit son carafon de jus d'herbes pour diviser les humeurs ; au centre, un gastronome savoure une décoction de camomille ; au premier, deux convalescens jouent au billard en partie liée, un bolw de bouillon aux herbes... et le soir, quel bruit, quelle affluence !.. garçon du

Garrus!.. mon petit verre d'élixir de longue vie! ma demi-tasse de chicorée! enfin on se croira dans un café ordinaire; au fait, quelle différence y aura-t-il? les moyens seront les mêmes, de l'eau chaude pour le fond et d'énormes morceaux de sucre pour la forme.

DUQUARTIER.

D'énormes morceaux de sucre, son projet a du bon...

VICTORIN.

Mais je ne vois pas pourquoi vous avez besoin de parler au docteur.

DUBOCAL.

Comment, vous ne voyez pas... l'invention est sublime, il est vrai, mais dans ce siècle de lumières, ce n'est pas le tout que d'avoir du talent, il faut encore des articles de journaux, et le docteur ne travaille-t-il pas à la gazette de santé?

VICTORIN.

C'est juste.

DUBOCAL.

Je vais donc...

DUQUARTIER.

C'est que j'ai aussi à parler au docteur, moi.

DUBOCAL.

Comment... prétendriez-vous avoir le pas sur un philantrope?

DUQUARTIER.

Si vous parlez toujours latin.

DUBOCAL.

Air : *Du méléagre champenois.*

Du médecin je n'ambitionne
Que quelques mots pour servir mes projets;
Dans son journal, vite une colonne,
Et je suis sûr d'obtenir du succès.
A mes rivaux, moi je ferai la barbe,
De mon café s'il consent à parler;
De quinquina, de séné, de rhubarbe,
Je veux, mon cher, gratis vous régaler.

(*Il entre chez le docteur*).

TOUS.

Du médecin il n'ambitionne, etc.

DUQUARTIER.

Au fait, ce n'est pas encore si à dédaigner, du quinquina.. ça m'irait, moi ça...

SCÈNE VII.

Les Mêmes, FORTUNÉ, *entrant en chantant.*

Me voilà, (*bis*).

FORTUNÉ.

Messieurs, j'ai bien l'honneur de vous saluer, le docteur y est-il ?

PHILIPPE.

Oui, messieurs, mais il est en affaire.

FORTUNÉ.

En affaire... ils sont tous en affaire... (*Il chante*). Ta la la la.

DUQUARTIER.

Ce petit monsieur est jovial, c'est peut-être quelqu'artiste.

PHILIPPE, *montrant Victorin.*

Voici son secrétaire.

FORTUNÉ.

Son secrétaire!... ah! si j'en avais un quand je suis pressé pour mes jours de lecture...

VICTORIN.

A qui ai-je l'honneur de parler ?

FORTUNÉ.

A Fortuné, employé au ministère des finances, auteur de plusieurs vaudevilles qui ont eu un certain succès, j'ose m'en flatter, et membre de toutes les sociétés chantantes, mangeantes et buvantes de la capitale. (*Il chante*).

Et voilà la vie, etc.

VICTORIN.

Pourrait-on savoir, monsieur, ce qui vous amène ici ?

FORTUNÉ, *occupé de son idée.*

Je vais vous le dire, je vais vous le dire... (*à Duquartier*). Connaissez-vous le timbre de cet air-là ? (*Il chante*).

DUQUARTIER, *à part.*

Je crois, dieu me pardonne, qu'il est timbré.

FORTUNÉ.

Ah! (*Il chante*).

Cessez de parler de ma gloire.

(*Il écrit avec un crayon*).

DUQUARTIER.

Votre gloire ?.. nous n'en avons pas ouvert la bouche.

FORTUNÉ, *à Victorin.*

Vous me demandiez, monsieur, ce qui m'amenait ici. Je suis très-malade, tel que vous me voyez.

VICTORIN, *riant.*

Ma foi, monsieur, on ne s'en douterait guère.

FORTUNÉ.

Est-ce que vous ne m'entendez pas. Quand je dis que je suis très-malade, c'est-à-dire que j'ai besoin de l'être pour une quinzaine au moins, et qu'il me faut pour cela, le certificat d'un médecin.

VICTORIN.

Pourquoi cela ?

FORTUNÉ.

Voici le fait, je suis en répétition aux Variétés et à la Porte Saint-Martin.

DUQUARTIER, *bas à Victorin.*

C'est peut-être l'auteur de Polichinel Vampire. (*haut*). Et à la Porte Saint-Martin aussi ?..

FORTUNÉ.

Oui, oui, parce que nous autres hommes de lettres, nous courons assez souvent deux lièvres à la fois; plus on en a, plus ça rapporte; mais si ça m'amuse, il paraît que ça n'amuse pas du tout mon chef de division.

VICTORIN.

Comment, il trouve à redire.

FORTUNÉ.

Ah ! mon cher, vous n'avez pas idée de cela, c'est une horreur... parce que le génie est obligé de remplir une place de 1,800 francs, il est quelquefois traité comme un surnuméraire, c'est une vraie calamité. (*Il chante*).

Mais quand j'ai bu, tout change de figure.

DUQUARTIER.

C'est comme moi, quand j'ai du chagrin, je bois... de la tisanne.

FORTUNÉ.

Enfin, c'est au point que moi, qui vous parle, dans les commencemens, quand j'avais quelque répétition, j'étais obligé, pour n'avoir pas l'air d'être sorti, de laisser mon chapeau à ma place, et d'aller au théâtre en voisin.

DUQUARTIER.

Nue tête... ça devait être désagréable les jours de pluie; si vous êtes avec cela sujet aux rhumes de cerveau.

FORTUNÉ.

Sans compter les quolibets de ces messieurs et de ces dames; mais ça n'a pas duré longtemps; j'ai la tête près du bonnet, voyez-vous.

VICTORIN.

Vous vous êtes battu avec les railleurs.

FORTUNÉ.

Non, il faut entendre la plaisanterie; je me suis avisé d'un singulier expédient, j'ai fait la dépense de deux chapeaux, l'un est en permanence chez un de mes amis, marchand de draps, *à la grosse tête*, à deux pas de mon administration, l'autre reste accroché à ma place pendant la séance, et quand l'heure de la répétition arrive, crac, j'ai l'air de m'en aller comme un brave employé dans les bureaux, flâner, lire le journal, ou tout autre chose... ah! quelle vie agréable.

Air : *De Saphira.*

Quoique payé,
Pour qu'il se presse,
L'employé,
Choyé,
Las de sommeiller,
Pense enfin à s'éveiller.
Fidèle amant,
A sa maîtresse,
D'abord en passant,
Il veut un moment,
Dire un mot de sentiment.
Mais, comme il gêne
Sa tendre Hélène,
Qu'amour entraîne
Vers un goût nouveau,
De sa présence
On le dispense,
Et par prudence,
Vite on l'envoie au bureau.
Onze heures viennent de sonner,
Il entre, il tremble en voyant son ouvrage;
Mais avant il faut déjeûner,
Quand on a faim on n'a pas de courage.
Il déjeûne, et comme à demi,
Notre employé ne veut rien faire,
Il soigne si bien son affaire,

Qu'il a fini
Juste à midi.
Il tourne autour
De la gazette;
Il a payé pour
Savoir à son tour
Les évènemens du jour;
Dans son ardeur,
Vite il se jette
Sur le Moniteur,
Et lit sans frayeur,
Jusqu'au nom de l'imprimeur.
Pendant qu'il tance
Chaque puissance,
Le temps s'avance;
Une heure à bailler,
Il se consume,
Puis se résume,
Puis c'est sa plume
Qu'il faut retailler;
Puis enfin
Se mettant en train,
Au travail tout de bon il rêve
Du dossier
Qu'il va déplier.
On le voit s'occuper sans trêve,
Et déjà,
Comme sa main va
Etre d'accord avec sa tête,
Tout-à-coup il s'arrête,
Car
Il est quatre heures moins un quart.
Laissant
En blanc,
Quoiqu'il arrive,
L'ouvrage pressé,
Par lui commencé,
Quand il est brossé,
Pincé,
D'un saut,
Bientôt
Crac il s'esquive,
Et notre homme enfin
Reprendra son train
Dès le lendemain
Matin.

VICTORIN.

Ah! ah! ah!.. Philippe, vois si le docteur est libre.

PHILIPPE, *bas à Fortuné.*

Vous nous donnerez des billets?

FORTUNÉ.

A toutes mes premières représentations.

PHILIPPE.

Par ici, monsieur, par ici.

FORTUNÉ *entre en chantant :*

J'ai longtemps parcouru le monde, etc.

DUQUARTIER.

Mais, M. Victorin, voilà longtemps que je me morfonds...

PHILIPPE.

Monsieur est à l'heure, et vous qui vivez de vos rentes...

DUQUARTIER.

Oui, mais monsieur n'est pas malade, et je le suis, moi.

SCÈNE VIII.

VICTORIN, DUQUARTIER, LAVRILLE.

LAVRILLE, *il est en veste, un schako à la main.*

Air : *Pour toujours.*

Oui toujours, toujours, toujours
A ma belle
J's'rai fidèle;
Oui toujours, (*ter*).
Toinon s'ra mes amours.

(*A la cantonnade*). Eh! tambour-maître... attendez-moi là... au Coq hardi... en avant les pieds de mouton et le rouge à 15... j'vas t'arriver... c'est moi que j'paye.

VICTORIN.

Qu'est-ce que c'est?

LAVRILLE.

Pardon excuse, messieurs, n'est-ce pas t'ici que d'meure un fameux médecin?

VICTORIN.

Fameux!.. oui, mon brave homme.

LAVRILLE, *à part.*

On m'a dit que c'était une tête à perruque... ça doit être ce particulier-là. (*Montrant Duquartier, haut*). J'aurais dû, sur la circonstance du moment, présuposer que vous êtes vous-même le médecin.

VICTORIN.

Que faites-vous donc, mon ami? vous ne voyez pas...

DUQUARTIER, *bas.*

Laissez-le faire, ça va m'amuser.

LAVRILLE.

Je m'persuade que pour que vous sachiez c'qui m'amène, il est nécessaire que je vous l'dise.

DUQUARTIER.

Dame, qu'en pensez-vous ?

LAVRILLE.

Vous vous figurez, j'parie à mon costume, que j'suis encore de la société du rabot... eh! ben, non, c'était bon z'hier; mais aujourd'hui *nix*.

Air : *Depuis longtemps j'aimais Adèle.*

Il est vrai qu'l'ébénisterie,
Jusqu'ici, la nuit et le jour,
A pris tous les instans d'ma vie;
Mais j'suis fou du bruit du tambour.
Ma foi je m'suis monté la tête,
Et j'vas changer, bravant l'péril,
Contre un beau schako, ma casquette,
Et ma règle contre un fusil,

DUQUARTIER.

Bah! vous voulez vous engager.

LAVRILLE.

Dans la 37e. légerte, pour ne pas m'séparer d'mon ami, l' tambour-maître.. connaissez-vous mon ami, l'tambour-maître?

DUQUARTIER.

Ma foi non.

LAVRILLE.

Imaginez-vous que c'est un grand bel homme, fort comme un turc, œil vive, belle tenue, et qui, lorsqu'il fait tricoter son régiment, baisse toujours la tête en passant sous la Porte Saint-Denis, et regarde aux balcons si les belles dames ne le reluquent pas... tenez, comme ça, ran plan plan...

(*Il imite les tambours-majors*).

DUQUARTIER.

Ah! j'vois ça d'ici... un grand brun, qui a des moustaches, des favoris rouges, et des bottes à retroussis jaunes... il est tous les jours à la parade.

LAVRILLE.

Jusse... c'est lui qui m'a décidé, surtout d'puis sa dernière affaire où j'lui servis d'témoin, et ousque je me suis joliment montré.

DUQUARTIER.

Est-ce que vous vous êtes battu ?

LAVRILLE.

Nous étions allés sur le chemin d'ronde, et j'croyais, moi, qu'tout ça finirait par un déjeûner, pas du tout; v'là qu'arrivés sur l'terrain, l'témoin d'l'autre, qu'était un sapeur, m'dit qui dit : camarade, dans la troupe c'est l'usage, il faut qu'les témoins s'amusent, j'ai apporté deux sabres, et si vous l'voulez, nous allons nous raffraîchir; ma foi, moi d'vant mon ami, l' tambour-maître, j'ai pas voulu avoir l'air de trembler, je me mets en garde, et d'un coup de tranchant, comme ça, vlan.

(*Il donne un coup à Duquartier*).

DUQUARTIER, *sautant.*

Mais prenez donc garde!..

LAVRILLE.

Ah! pardon, c'était pour vous montrer... v'là donc que l' sapeur m'allonge un raffraîchissement, qui me tenait depuis là jusque là. (*Jeu*). Mais ça n'est pas tout, l'amitié a commencé mon engagement, et c'est l'amour qui l'a t'achevé!

DUQUARTIER.

Ah! vous êtes amoureux aussi.

LAVRILLE.

Comme un fou.

DUQUARTIER.

Et de qui donc?

LAVRILLE.

D'la divine Toinon, vous n'connaissez pas mamzell' Toinon?

DUQUARTIER.

Attendez donc... j'en ai connu une en seize cent...

LAVRILLE.

Ah! ça n'est pas celle-là!.. c'est mamzell' Toinon, la fille à Pierre Picot, sergent-major dans la 37e.... un grand brin d' femme qu'a tout ça d'plus qu'moi... mon ami, l'tambour-maître, la connaissait avant moi, et c'est lui qui m'a fait faire c'te liaison-là.

DUQUARTIER.

Y a-t-il longtemps?

LAVRILLE.

Dans deux mois et demi il y en aura trois... c'était dans un bal bourgeois, au Sauvage, à la barrière des Vertus, ousque nous nous réunissons l'dimanche une douzaine de gaillards, et sur la recommandation d'mon ami, l'tambour-maître, l'père m'l'accorde à condition que je me ferai soldat.

VICTORIN.

C'est fort bien; mais avec tout cela vous ne nous avez pas encore dit ce qui vous amenait ici.

LAVRILLE.

Par exemple!.. comment, je n'vous ai pas encore dit... c' que c'est qu'la passion des armes et de l'amour... eh! ben, c'est l'capitaine qui m'envoie ici pour chercher un certificat.

Air : *Un homme pour faire un tableau.*

Je n'vois qu'la guerre et ses fureurs;
Mais lorsqu'aujourd'hui je m'engage
Dans un régiment de chasseurs
Et dans celui du mariage,
Comme époux et comme soldat,
Il faut prouver sur bonne enquête,
Que j'suis propre à servir l'État
Depuis les pieds jusqu'à la tête.

(*A Duquartier*). Ainsi, mon brave homme, si vous voulez passer dans vot' cabinet et m'patarapher qu'il n'me manque rien.

SCÈNE IX.

Les Mêmes, PHILIPPE, *entrant.*

PHILIPPE.

Le docteur est seul, on peut entrer.

LAVRILLE.

Comment, le docteur... ça n'est donc pas vous... morbleu, j'perds là mon temps, et il y a une heure que j'aurais fini... et mon ami, l'tambour-maître, qui m'attend... s'il ne fallait pas m'dépêcher... j'vous r'trouverai, mon brave homme... j'vous r'trouverai, que j'vous dis. (*Il entre chez le docteur*).

DUQUARTIER.

Est-ce qu'il croit me faire peur, le conscrit... tenez, il se sauve, le lâche...

PHILIPPE.

Oui, dans le cabinet du docteur.

VICTORIN.

Si vous ne vous étiez pas amusé à vous faire prendre pour lui...

DUQUARTIER.

Mais je n'ai pas dit un seul mot...

SCÈNE X.

Les Mêmes, BLAISE, MATHURINE.

BLAISE, *en dehors.*

La pourte en face l'escalier, à droite, n'est-ce pas?

MATHURINE, *de meme.*

Vas donc, Blaise.

VICTORIN.

Qu'est-ce que c'est que cette voix-là.

BLAISE, *paraissant.*

(*Il a une bandoulière de perdrix et deux lièvres au bout d'un bâton*).

Air : *Les hussards en campagne.*

Excusez not' manière,
Me v'là.
J'vous présentons ma mère,
Qu'est là.
J'vous dérangeons p't-être, pardon.

MATHURINE.

Mais, not' fieu, t'as l'air d'un dindon,
Avanc' donc.

(*Ici Duquartier s'endort au coin de la cheminée*).

VICTORIN

Hé, sans doute, avancez... qui êtes-vous?

BLAISE, *otant son chapeau.*

Comment, m'sieu?..

PHILIPPE.

Sont-ils bornés, ces paysans... on vous demande comment vous vous appelez.

BLAISE.

Ah!.. Blaise, pour vous servir... allez, parlez donc, maman, aussi vous restez là...

MATHURINE.

J'ose pas.

VICTORIN.

D'où venez-vous?

BLAISE.

D'Bagnolet, d'où c'que j'sommes partis d'à c' matin, moi et maman, que v'là sauf vot' respect. (*à part*). Bon, v'là que j'm'enhardis.

MATHURINE.

Prends garde à lâcher queuq' bêtise, not' fieu.

VICTORIN.

Et vous désirez ?..

BLAISE.

Hein !.. (*bas*). Qu'est-ce qu'il a dit, maman ?

MATHURINE.

Il a dit, c'monsieur, et vous désirais...

PHILIPPE.

Sont-ils cocasses... on vous demande ce que vous voulez.

BLAISE.

Oh ! oh ! je n' savons pas trop comment vous dégoiser ça... vous allez p't'être dire que j' suis t'une bête, m'sieu.

VICTORIN.

C'est égal, ne vous gênez pas.

BLAISE.

Y'en a, voyez-vous, not' bourgeois, qui venons cheu l' docteur pour s'faire guérir... eh ! ben, moi, c'est l'arrebour.. eh ! eh ! eh !...

VICTORIN.

Je ne vous comprends pas.

BLAISE.

Eh! ben oui, j'voudrions qu'il me donnit queuqu' chose d'tapé dans sa partie... la pomonie, les foies, les côtes enfoncées... à son choix, enfin.

VICTORIN.

Et pourquoi désirez-vous être malade ?

BLAISE.

Allons, maman, contez-lui ça, vous qu'avez des entrailles, ça l'attendrira.

MATHURINE.

Not' fieu, sauf vot' respect, est né natif y a eu vingt ans le jour de, le jour de...

VICTORIN.

Passez, passez... le jour n'y fait rien.

BLAISE.

Si fait, jarni, parc'que si j'étions né un autr' jour que celui qu'elle vient d'vous dire, je n'serions venu qu'l'année prochaine...

PHILIPPE.

Et pourquoi ?

BLAISE.

Parce que j'n'aurions tiré à la milice que dans un an.

VICTORIN.

Ah ! vous avez tiré la milice ?

BLAISE.

Oui, m'sieu, il y a trois jours, à Saint-Denis, et j'ai eu l'un.

PHILIPPE.

Il ne sera pas du dépôt, celui-là.

VICTORIN.

Mais, mon ami, qu'est-ce que vous voulez que le docteur fasse à cela.

BLAISE.

Pardin'... est-ce qu'il ne sait pas du natin... est-c'qui n' sait pas lire et écrire comme vous et pas moi, car ma mère que v'là a furieusement négligé...

MATHURINE.

C'est ta faute, aussi, grand paresseux... tu n'as pas voulu aller à l'école.

BLAISE.

Est-c'qui n'peut pas m'griffonner sur un chiffon timbré de sept sous, que je n'avons pas d'moëlle dans les os... que j'avons la vue basse... que j'sommes mioche enfin... si il faut, j'aurons quatre z'yeux.

VICTORIN.

Mais en vous regardant on pensera de suite...

BLAISE.

Hé, laissez donc, dès que l'docteur aura pataraphé comme quoi je n'sommes bon à rien, il faudra bien qu'on l'croie.

VICTORIN.

Il paraît, d'après tout ça, que vous n'aimez pas le service ?

BLAISE.

Air : *De la Servante justifiée.*

On sait qu'Blaise est dans son village
Fameux par son courage.
Du pied, du poing et cœtera,
J'savons fair' plus d'une bamboche,

Car il n'se donn' pas un' taloche
Que toujours, morguenn', je n'sois là ;
Mais quoiqu' j'soyons un diable à quatre,
Moi, je n'voulons pas m'battre.

Et ma foi, j'voulons rester.

VICTORIN.

Rester !..

Air : *Du vaudeville des Amazones.*

Né sur le sol de notre France,
Et frère de tant de héros,
Tout citoyen, pour sa défense,
Doit, s'il le faut, rejoindre nos drapeaux. (*bis*).
Pour que l'on dise, honorant sa mémoire,
Nos maux pour lui n'étaient pas étrangers ;
De son pays, s'il partagea la gloire,
Il sut aussi partager les dangers.

BLAISE.

Eh! ben oui, mais je n'pouvons pas quitter c'te pauvre Jeann'ton qui m'aime tant.

VICTORIN.

Ne vous aimera-t-elle pas cent fois davantage quand vous reviendrez avec de glorieux chevrons, avec le signe qui décore les braves... car enfin, vous pourrez l'obtenir sur le champ de bataille.

BLAISE.

C'est vrai, mais l'village et maman que je ne r'verrons pas de sitôt.

VICTORIN.

Quel plaisir aussi de revenir, après avoir bien servi sa patrie. Chacun vous entoure, vous fête, vous embrasse !.. un tel sort vous serait-il réservé, si vous restiez au fond de votre ferme ? et puis d'ailleurs, si le docteur pouvait vous exempter, que deviendrait celui qui prendrait votre place ?

BLAISE.

Hé ben, y ferait comme moi, s'il avait un fusil et de l'adresse, il irait tirer des lièvres, canarder des perdreaux, il dirait à sa maman, s'il en avait une, de mettre sous son bras de quoi payer la consultation... eh ! eh ! eh !.. peut-on entrer à présent ?

PHILIPPE, *lui ôtant sa bandoulière.*

Je le croyais plus bête que ça. (*haut*). Monsieur doit être libre. (*Bas à Victorin*). Nous ne risquons rien de le laisser entrer, monsieur n'aime pas les poltrons; celui-ci au lieu d'un certificat n'aura qu'une bonne semonce; et comme l'autre jour, ce gibier sera pour les pauvres... (*haut*). Venez....

MATHURINE.

Et l'argent?

PHILIPPE.

Portez-le vous-même.

BLAISE.

C'est juste, il n'y a que les bêtes qui n'entrent pas.

(*Ils entrent*).

SCÈNE XI.

Les Mêmes, excepté BLAISE et MATHURINE.

DUQUARTIER, *se réveillant.*

Hé bien, et moi, je reste donc là... c'est une infamie, parce qu'il a tiré des lièvres et des perdreaux. . parbleu, j'en ferais bien autant, si j'allais sur le quai *de la Vallée*, encore s'il avait les fièvres comme moi.

VICTORIN.

Allons, calmez-vous cette fois, vous allez entrer.

PHILIPPE.

Ah! mon dieu, monsieur Victorin, j'oubliais... voilà une lettre de l'apothicaire, M. Séné, que M. le docteur vient de recevoir, il vous engage à la lire et à venir lui parler.

VICTORIN.

Une lettre de M. Séné, donne. (*Il lit*). « Savant docteur, il est de mon devoir de vous remercier du choix que vous avez fait de moi; puisque c'est M. Victorin qui a plaidé ma cause, et que vous désirez que ma fille serve d'honoraire à mon avocat, je ne puis la lui refuser, et j'attends avec impatience mon gendre futur. » Signé SÉNÉ.

DUQUARTIER.

Ah! c'est décidément M. Séné qui purgera l'arrondissement?

PHILIPPE.

Et avec ordonnance du médecin, encore.

VICTORIN.

Quel bonheur!.. courrons vite remercier le docteur.

DUQUARTIER.

Pardon, M. Victorin; mais ne pourriez-vous pas me présenter en même temps, je viens de sentir un petit frisson qui ne me dit rien de bon.

VICTORIN.

Vous entrerez dans une minute; Philippe, je te recommande M. Duquartier, aies-en bien soin, prends garde aux deux airs... (*Il entre*).

SCÈNE XII.

DUQUARTIER, PHILIPPE.

DUQUARTIER.

Aux deux airs... aux deux airs, avec tout ça, il a un air de ce moquer de moi.

PHILIPPE.

Est-il content, ce cher M. Victorin, il va se marier.

DUQUARTIER.

Moi, je ne suis pas à la noce; tiens, regarde donc Philippe. (*Ses dents claquent*). C'est plus fort que moi.

PHILIPPE, *le regardant.*

C'est drôle, ça.

DUQUARTIER.

Tu vois bien qu'il est urgent que le docteur me voie dans cet état-là.

PHILIPPE.

Eh! bien, tâchez de rester comme ça pendant le temps qu'ils s'expliquent.

DUQUARTIER.

C'est aisé à dire. (*à part*). Ah! je vois bien ce qu'il veut, il y a trois mois que j'aurais dû faire des sacrifices... j'ai justement là une ex-pièce de vingt-quatre sous, qu'on me refuse depuis trois mois; tiens Philippe.

PHILIPPE.

Ah!.. M. Duquartier..

DUQUARTIER.

Prends, prends... tu boiras à ma santé. (*à part*). Si elle passe. (*On entend le bruit d'une voiture*). Quel est ce bruit?

PHILIPPE.

Ah! mon dieu, c'est le docteur qui sort. (*Tirant sa montre*). Une heure... la consultation est terminée, c'est votre faute, aussi, si vous n'aviez pas cédé votre tour et perdu votre temps à jâser.

DUQUARTIER.

Ah! par exemple! j'ai cédé mon tour, il est vrai, mais...

PHILIPPE.

Je vous demande bien pardon, si je vous quitte, le devoir avant tout... il faut que je range le cabinet du docteur... revenez demain matin, à sept heures, et je vous promets...

DUQUARTIER.

Mais, Philippe...

PHILIPPE.

Air : *Verse encor.*

A demain, (4 *fois*).
Demain de grand matin,
Comptez sur mon adresse.
A demain, (4 *fois*).
Je n'ai qu'une promesse,
Vous entrerez soudain.

Fuss'nt-ils un millier,
Vous passerez de suite,
Monsieur Duquartier,
Vous serez le premier.

DUQUARTIER, *frissonnant.*

Bah! toujours ainsi,
Je manque la visite,
Et je sors d'ici,
Berné, faible, transi.

PHILIPPE, DUQUARTIER.

A demain, etc.

(*Philippe sort et lui ferme la porte sur le nez*).

SCÈNE XIII et dernière.

DUQUARTIER, *seul.*

Mais rends donc l'argent au moins... allons, je vois bien que j'en serai pour mes capitaux... de tous ceux qui sont venus ici, je suis le seul véritablement malade, et il n'y a que moi qui ne suis pas entré... voilà au moins deux heures que je drogue, au milieu des médecins et des apothicaires.. si j'étais bien portant, il y aurait de quoi en faire une ma ladie... cette diable de fièvre va toujours son train avec tou ça... je tremble comme si j'avais peur... à qui m'adresser main tenant pour me guérir ?

(*Il s'avance, l'orchestre donne le ton ; au Public*).

Air : *De Teniers.*

Un grand docteur, que dans Paris on cite,
M'a dit ce soir, d'un air peu rassurant,
Je vous recommande au plus vîte
De faire votre testament :
Ce n'est pas gai, j'ai pourtant l'espérance
Qu'en dépit de la faculté,
Un seul bravò, donné par l'indulgence,
Pourrait, messieurs, me rendre la santé.

FIN.

www.ingramcontent.com/pod-product-compliance
Ingram Content Group UK Ltd.
Pitfield, Milton Keynes, MK11 3LW, UK
UKHW021037220726
13924UKWH00001B/369

9 782019 228118